essentials

essentials liefern aktuelles Wissen in konzentrierter Form. Die Essenz dessen, worauf es als „State-of-the-Art" in der gegenwärtigen Fachdiskussion oder in der Praxis ankommt. *essentials* informieren schnell, unkompliziert und verständlich

- als Einführung in ein aktuelles Thema aus Ihrem Fachgebiet
- als Einstieg in ein für Sie noch unbekanntes Themenfeld
- als Einblick, um zum Thema mitreden zu können

Die Bücher in elektronischer und gedruckter Form bringen das Fachwissen von Springerautor*innen kompakt zur Darstellung. Sie sind besonders für die Nutzung als eBook auf Tablet-PCs, eBook-Readern und Smartphones geeignet. *essentials* sind Wissensbausteine aus den Wirtschafts-, Sozial- und Geisteswissenschaften, aus Technik und Naturwissenschaften sowie aus Medizin, Psychologie und Gesundheitsberufen. Von renommierten Autor*innen aller Springer-Verlagsmarken.

Reiner Bartl

Brustkrebs und Knochenprobleme

Ein Leitfaden für behandelnde Ärzte und betroffene Patientinnen

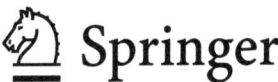

Reiner Bartl
Osteoporose Zentrum München am Dom
München, Deutschland

ISSN 2197-6708   ISSN 2197-6716 (electronic)
essentials
ISBN 978-3-662-65464-4   ISBN 978-3-662-65465-1 (eBook)
https://doi.org/10.1007/978-3-662-65465-1

Die Deutsche Nationalbibliothek verzeichnet diese Publikation in der Deutschen Nationalbibliografie; detaillierte bibliografische Daten sind im Internet über http://dnb.d-nb.de abrufbar.

© Der/die Herausgeber bzw. der/die Autor(en), exklusiv lizenziert an Springer-Verlag GmbH, DE, ein Teil von Springer Nature 2022
Das Werk einschließlich aller seiner Teile ist urheberrechtlich geschützt. Jede Verwertung, die nicht ausdrücklich vom Urheberrechtsgesetz zugelassen ist, bedarf der vorherigen Zustimmung des Verlags. Das gilt insbesondere für Vervielfältigungen, Bearbeitungen, Übersetzungen, Mikroverfilmungen und die Einspeicherung und Verarbeitung in elektronischen Systemen.
Die Wiedergabe von allgemein beschreibenden Bezeichnungen, Marken, Unternehmensnamen etc. in diesem Werk bedeutet nicht, dass diese frei durch jedermann benutzt werden dürfen. Die Berechtigung zur Benutzung unterliegt, auch ohne gesonderten Hinweis hierzu, den Regeln des Markenrechts. Die Rechte des jeweiligen Zeicheninhabers sind zu beachten.
Der Verlag, die Autoren und die Herausgeber gehen davon aus, dass die Angaben und Informationen in diesem Werk zum Zeitpunkt der Veröffentlichung vollständig und korrekt sind. Weder der Verlag, noch die Autoren oder die Herausgeber übernehmen, ausdrücklich oder implizit, Gewähr für den Inhalt des Werkes, etwaige Fehler oder Äußerungen. Der Verlag bleibt im Hinblick auf geografische Zuordnungen und Gebietsbezeichnungen in veröffentlichten Karten und Institutionsadressen neutral.

Illustrationen: Harald Konopatzki, Heidelberg und Reinhold Henkel, Heidelberg

Planung/Lektorat: Antje Lenzen
Springer ist ein Imprint der eingetragenen Gesellschaft Springer-Verlag GmbH, DE und ist ein Teil von Springer Nature.
Die Anschrift der Gesellschaft ist: Heidelberger Platz 3, 14197 Berlin, Germany

Was Sie in diesem *essentials* finden können

- Häufigkeit und Entstehung der Knochenmetastasen bei Brustkrebs
- Formen, Ablauf und Therapie der metastatischen Skelettdestruktion
- Diagnostik und Therapie des tumorinduzierten Knochenschmerzes (TIBP)
- Diagnostik und Therapie der tumorinduzierten Hyperkalzämie (TIH)
- Diagnostik und Therapie der therapieinduzierten Osteoporose (Aromatasehemmer)
- Aktion „Gesunder Knochen trotz Brustkrebs"
- Medikamentenliste

Inhaltsverzeichnis

1 Einleitung 1
2 Häufigkeit und Prognose des Brustkrebses 3
3 Vom Brustkrebs zur Knochenmetastase 5
4 Tumor-induzierte Skelettdestruktion 13
5 Tumorinduzierter Knochenschmerz (TIBP) 23
6 Tumor-induzierte Hyperkalzämie (TIH) 31
7 Therapie-induzierte Osteoporose 35
8 Aktion „gesunder Knochen trotz Brustkrebs" 39
9 Medikamentenliste und Literatur 43

Über den Autor

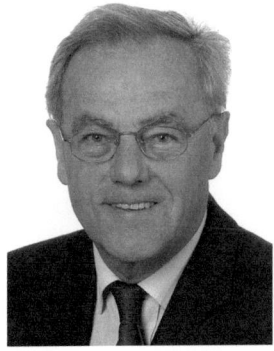

Prof. Dr. med. Reiner Bartl Ab 1970 Assistenzarzt und 1983 Professur für Inneren Medizin an der **Ludwig-Maximilians Universität München** mit Schwerpunkt Hämatologie, Onkologie und Osteologie. Leiter der Mammakarzinom-Ambulanz und des Osteoporose-Zentrums am Klinikum Großhadern. Seit 2009 Etablierung des **Osteoporosezentrums München am Dom.** Publikation von ca. 40 Büchern und mehr als 300 Publikationen.

Einleitung 1

Dieser Leitfaden hat sich nicht die Darstellung des kompletten klinischen Managements des Brustkrebses zur Aufgabe gemacht. Vielmehr sollen die *„essentials"* des Zusammenspiels von Brustkrebs und Knochengesundheit vorgestellt werden, und was Patientinnen und ihre behandelnden Ärzte im Laufe ihres Kampfes gegen den Brustkrebs für einen stabilen Knochen und damit für Mobilität und Lebensqualität tun können. Brust- und Knochengewebe haben eine klinisch wichtige Gemeinsamkeit: sie haben Östrogenrezeptoren auf der Zelloberfläche und sind in ihrem Wachstum östrogenabhängig! Diese Abhängigkeit hat bei einer tumorösen Entartung der Brust schwerwiegende Konsequenzen für die Gesundheit des Knochens, und die Knochenschädigung wird sogar noch verschlimmert durch die Nebenwirkungen der therapeutischen Maßnahmen. Die Folgen sind ein instabiles Skelett mit Osteoporose, Osteolysen, Frakturen und Knochenschmerzen, verbunden mit Immobilität und eingeschränkter Lebensqualität (Abb. 1.1). Diese Gefahren für die Patientinnen sind seit langem bekannt – und sie sind heute vermeidbar und beherrschbar! Die Prävention und konsequente Behandlung von **Knochenproblemen** im Laufe der Erkrankung sind aber sowohl bei Patientinnen wie Ärzten immer noch zu wenig „auf dem Schirm", trotz klarer Richtlinien zu Vorsorge und Therapie und trotz effektiver Medikamente. Die Kunst eines Arztes besteht auch darin, ein drohendes gesundheitliches Problem „im Anflug" zu erkennen und Maßnahmen dagegen zu ergreifen!

Vorsorgen ist besser als heilen!

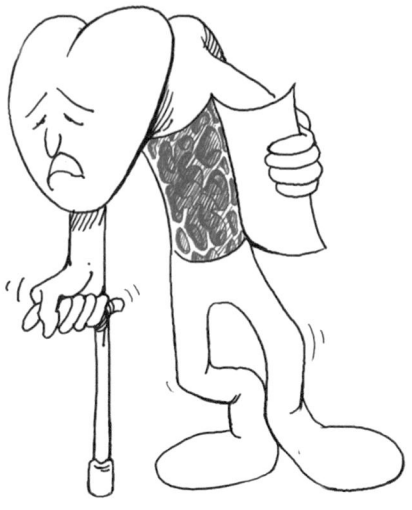

Abb. 1.1 Krankheit Brustkrebs – auch das Skelett ist betroffen und bedarf ab Diagnosestellung der Aufmerksamkeit und Pflege!

Häufigkeit und Prognose des Brustkrebses

Das Mammakarzinom ist der häufigste Tumor der Frau. In Deutschland wird die Zahl der Neuerkrankungen für das Jahr 2018 auf etwa 70.000 geschätzt. Etwa eine von acht Frauen erkranken im Laufe ihres Lebens an Brustkrebs, bei einer Letalität von 23 % und einer ossären Metastasierung im fortgeschrittenen Stadium von 75 %. Der Brustkrebs macht etwa 1/3 aller Krebserkrankungen bei Frauen aus, mit einem mittleren Erkrankungsalter von 64 Jahren. Auch Männer erkranken in etwa 1 % der Fälle an Brustkrebs (Die Leser mögen Nachsicht zeigen, wenn der Autor nachfolgend nur von „Patientinnen" spricht!).

Die **Prognose** der Patientinnen wird vom Alter, dem Stadium und der Biologie des Tumors bestimmt. Die Klassifikation nach der Größe des Primärtumors und dem Ausmaß der Metastasierung erfolgt auf der Basis der TNM Kriterien (Primärtumor/Lymphknotenstatus/Fernmetastasen). Die Heilungsraten und die Überlebenszeiten haben sich durch Fortschritte in Diagnostik und Therapie in den letzten Jahrzehnten deutlich verbessert. Die krebsspezifische 5-Jahresüberlebensrate liegt in Deutschland bei 88 %.

Vom Brustkrebs zur Knochenmetastase 3

3.1 Klinik der Knochenmetastasen

Die Knochenmetastasierung ist ein fundamentales Problem der klinischen Onkologie. Mit dem Nachweis eines Skelettbefalls ist die Tumorkrankheit systemisch und damit operativ nicht mehr heilbar. Die durchschnittliche Überlebenszeit nach Auftreten von ossären Metastasen beträgt etwa 2–3 Jahre. Bei Auftreten viszeraler Metastasen ist die Prognose dagegen wesentlich schlechter und beträgt nur wenige Monate. Es wird geschätzt, dass jährlich etwa 22.000 Patientinnen mit metastasiertem Mammakarzinom in Deutschland wegen Knochenmetastasen behandelt werden müssen. Skelettmetastasen können lange asymptomatisch bleiben, verursachen mit ihrer weiteren Ausbreitung und der Verdrängung des Knochen/Knochenmark-Systems aber eine erhebliche Einschränkung der Lebensqualität in Form von Immobilität, Knochenschmerz, Frakturen, Querschnittsymptomatik mit neurologischen Defiziten, Hyperkalzämie, thromboembolische Komplikationen und die gefürchtete Knochenmarkinsuffizienz mit Anämie, Blutungen und Infektionsneigung. Hinzu kommt die Therapie-induzierte Osteoporose im Rahmen von Chemotherapie, Bestrahlung und Antihormontherapie, die die Lebensqualität zusätzlich beeinträchtigen. Angst, Depression und Hoffnungslosigkeit der Patientin sind weitere knochenschädliche Faktoren.

Folgende **Häufigkeiten von Komplikationen** und Problemen durch die Tumor- und Chemotherapie-bedingte Zerstörung des Knochengerüstes und durch die Verdrängung der Blutbildung im Knochenmark finden sich:

- Knochenschmerz   60–80 %
- Osteoporose   40–50 %
- Pathologische Frakturen   10–30 %

- Hyperkalzämie 10–30 %
- Verdrängungsmyelopathie 20 %
- Rückenmarkkompression 10 %

In Therapiestudien werden diese Komplikationen der Metastasierung unter dem Begriff der **„Skeletal related events"** (SREs) zusammengefaßt.

Verlaufsstudien haben gezeigt, dass 10 % der Patienten mit Mammakarzinom über einen Zeitraum von mehr als 10 Jahren „schlafende Metastasen" beherbergen, die in der Routinediagnostik unentdeckt bleiben.

3.2 Häufigkeit der Knochenmetastasen

Das Funktionssystem Knochen/Knochenmark ist nach den klassischen Filterorganen Lunge und Leber das dritthäufigste Zielorgan hämatogener Metastasierung. Die Häufigkeitsangaben von Knochenmetastasen in Autopsiestudien differieren stark (25–85 %), abhängig von der Methodik und Gründlichkeit der Untersucher. Bei Tumoren der Mamma, Prostata und Lunge lassen sich bei autopsierten Tumorpatienten in 70–85 % Skelettmetastasen nachweisen, von denen weniger als die Hälfte klinisch bekannt waren. Man kann davon ausgehen, dass bis zu 90 % der Patientinnen, die an einem Tumorleiden sterben, Knochenmetastasen haben.

Etwa 50 % aller Tumorpatientinnen zeigen im Autopsiegut Knochenmetastasen. Karzinome der Mamma, Prostata, Lunge, Niere und Schilddrüse zeigen eine besondere Affinität zum Skelett (**„Osteotropismus"**) und verursachen mehr als 80 % aller Knochenmetastasen.

3.3 Entstehung der Knochenmetastasen

Knochenmetastasen finden sich fast ausschließlich in den Regionen des **blutbildenden, roten Knochenmarks** (Abb. 3.1). Besonders häufig betroffen sind daher das axiale Skelett sowie die Epiphysen und Diaphysen der proximalen

3.3 Entstehung der Knochenmetastasen

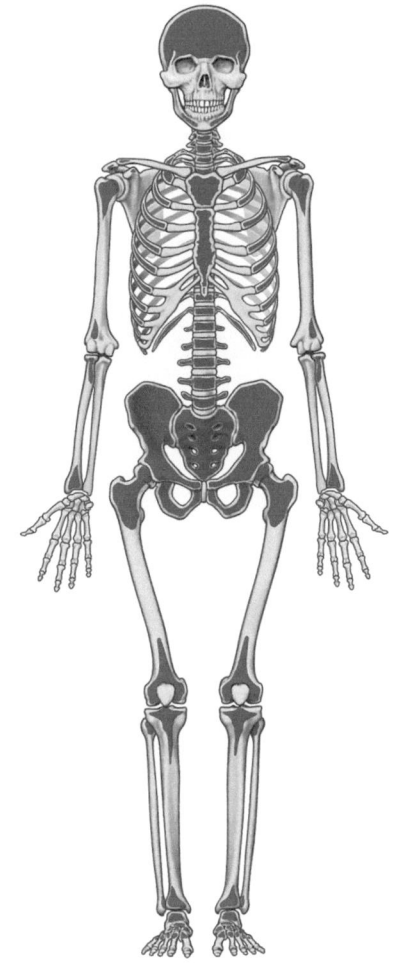

Abb. 3.1 Knochenmetastasen bei Brustkrebs finden sich fast ausschließlich im roten, blutbildenden Knochenmark, bevorzugt im axialen Skelett

Röhrenknochen. Für diese Anfälligkeit ist die hohe Durchblutungsrate und ein besonderes **Gefäßsystem** (Abb. 3.2) mit extrem dünnen Wänden, teils fehlender Basalmembran und langsamer Blutströmung („Blut-Knochenmark-Schranke") verantwortlich: ein idealer Boden für Tumorzellen zur Absiedelung (**„seed and soil"** Hypothese). Das „Gedeihen der Saat" (Tumorzellen) hängt von der „Fruchtbarkeit des Ackers" (Knochenmark und Immunsystem) ab.

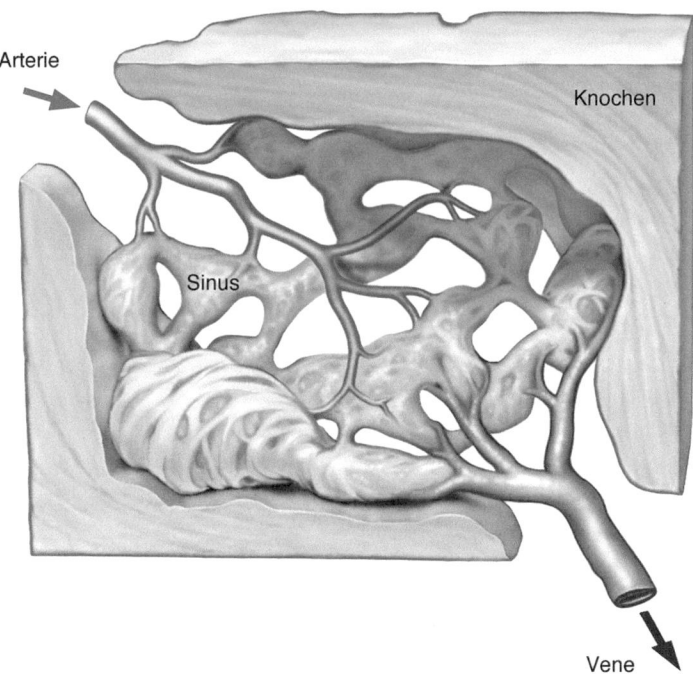

Abb. 3.2 Im Sinussystem des Knochenmarkes findet sich eine extrem geringe Strömung des Blutes – ideal für die Absiedelung und Adhäsion von Tumorzellen an den dünnen Gefäßwänden, mit enger Verbindung zur endostalen Knochenoberfläche

Mit entscheidend für die charakteristische Metastasierung im Stammskelett ist der direkte retrograde Weg über den **Venenplexus der Wirbelsäule (Batson)**. In der Tat finden wir in den Beckenkammbiopsien von Patienten mit Mamma- oder Prostatakarzinom häufig als Zufallsbefund den Befall eben dieser endostalen Sinusgefäße, die die venöse Endstrombahn im Knochenmark bilden (Abb. 3.3).

Tumorzellen siedeln sich bevorzugt im roten, blutbildenden Knochenmark an. Vor allem die dort vorhandenen **endostalen Sinus** sind durchlässig, liegen der Knochenoberfläche auf und liefern den Tumorzellen den Zugang zur Knochenoberfläche. Auch die **zentralen Sinus** in der Mitte

3.3 Entstehung der Knochenmetastasen

der Markräume stellen für Tumorzellen kein großes Hindernis für das Eindringen in das „microenvironment" des Knochenmarks dar.

Zytologische Untersuchungen des Blutes und des Knochenmarkes haben gezeigt, dass bei etwa jeder zweiten Frau mit Mammakarzinom bereits vor der Primäroperation eine Streuung der Tumorzellen stattgefunden hat. Die Tumorzelle entkoppelt sich vom Zell-Zell-Kontakt und von der Verbindung zum tumoreigenen Stroma. Mit diesem Tumorzellnachweis liegt eine primär systemische Erkrankung mit Potenz zur Metastasenentwicklung vor. Immunhistologische Untersuchungen an Beckenkammbiopsien belegen die Häufigkeit des Knochenmarkbefalls durch Tumorzellen bzw. Tumorzellemboli, sodass man annehmen kann, dass zumindest jedes aggressive Mammakarzinom (histologisches Grading G3 und G4) zum Zeitpunkt der Diagnosestellung bereits gestreut hat. Bei einer retrospektiven Analyse von Knochenmarkbiopsien und Aspiraten konnten folgende **Stadien der Metastasenentstehung** unterschieden werden (Abb. 3.4):

- Zirkulierende Tumorzellen siedeln sich in Nischen des endostalen und zentralen Sinussystems ab (**„Colonisation"**). Sie sterben dort ab oder ruhen unerkannt in kleinen Kolonien, um nach Jahren wieder aktiv zu werden.
- Aktivierte Tumorzellen durchbrechen die dünne Gefäßwand und das angrenzende Bindegewebe mit Hilfe von Proteinasen, haben Immunattacken und mechanische Kräfte des Blutstromes abzuwehren und werden schließlich mittels „Ankerproteine" im Interstitium oder bevorzugt auf der Knochenoberfläche seßhaft (**„Dormancy"**) (Abb. 3.5a und b).
- Seßhafte Tumorzellen induzieren mittels Zytokine die Produktion von Gefäßen und Stroma. Eine **Mikrometastase** ist entstanden (Abb. 3.6)! Bereits ab einer Größe von 3 mm kann sie mittels MRT nachgewiesen werden In diesem Stadium liegen noch keine klinischen Defizite des Knochens und Knochenmarks vor.
- Die Mikrometastase kann in einen jahrelangen Schlafzustand übergehen oder sie breitet sich im Knochenmark aus, verursacht mittels Zytokine typische lytisch/sklerotische Knochenläsionen und wird erst jetzt szintigraphisch und radiologisch manifest (**„Expansion"**) (Abb. 3.7).

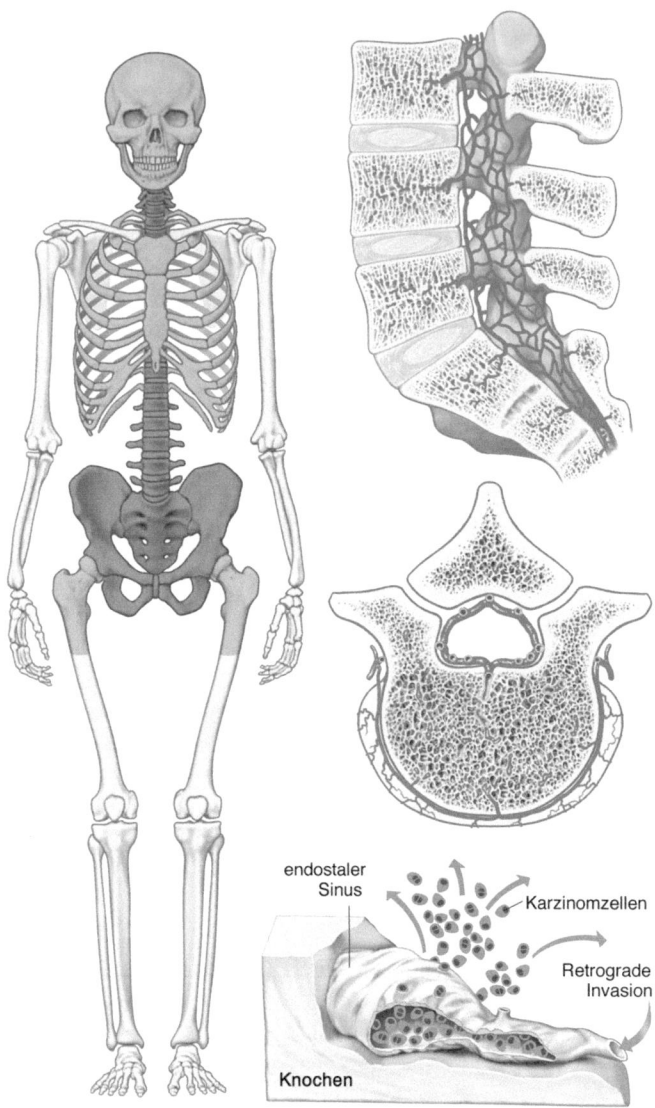

Abb. 3.3 Retrograde Ausbreitung der Tumorzellen über den Venenplexus der Wirbelsäule (Batson), daher besonders häufiger Befall des Stammskelettes (rot). Tumorinvasion der Knochenmarkräume über die endostalen und zentralen Sinusgefäße, Endstrecke des venösen Gefäßsystems im Knochenmark

3.3 Entstehung der Knochenmetastasen

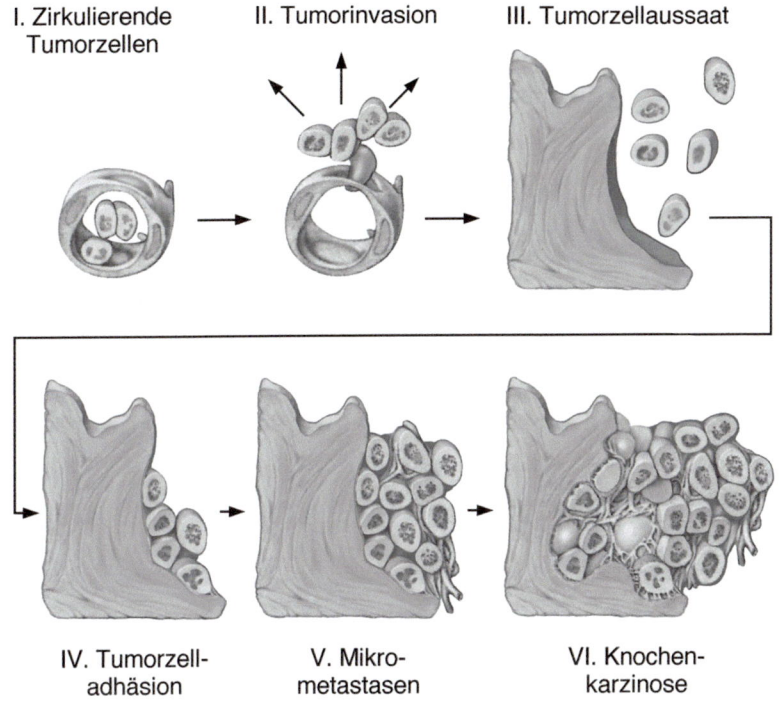

Abb. 3.4 Stadien (Kaskaden) der Knochenmetastasierung: in jeder Phase ergeben sich potenzielle therapeutische Ansatzpunkte

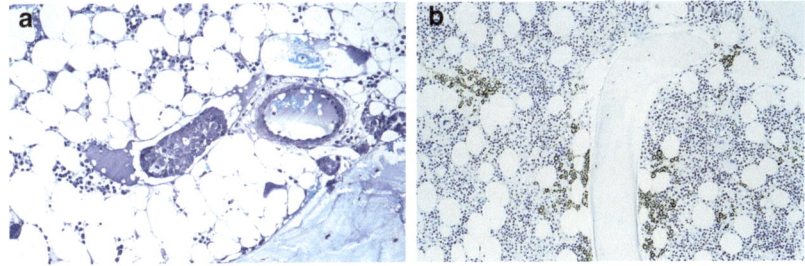

Abb. 3.5a und b Tumorzellaussaat im Knochenmark: **a** Ruhende Tumorzellcluster in den Sinus und bereits außerhalb im Interstitium nahe der Knochenoberfläche (Giemsa), **b** Nachweis von Tumorzellen im Knochenmarkstroma und beginnende Adhäsion einzelner Tumorzellen auf der Knochenoberfläche (Immunhistologie)

Abb. 3.6 Geburt einer Mikrometastase mit Stromainduktion auf der Knochenoberfläche

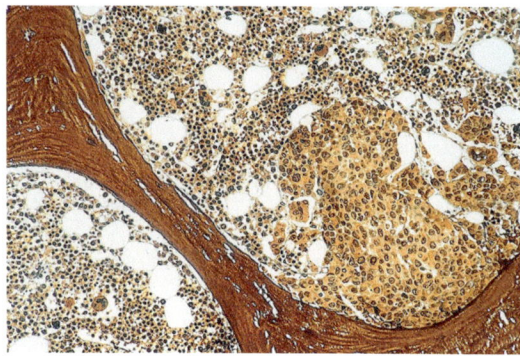

Abb. 3.7 Ausgedehnte Knochenmetastase mit beginnender Skelettdestruktion (Immunhistologie)

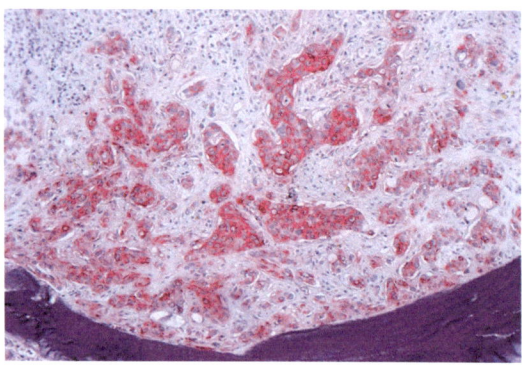

Die Geburt einer Metastase im Knochenmark– das Ende eines langen kaskadenartigen Prozesses! Beim fortgeschrittenen Brustkrebs treten bei mehr als 70 % der Patienten Knochenmetastasen auf.

Tumor-induzierte Skelettdestruktion

4.1 Ablauf der metastatischen Skelettdestruktion

Bei fortschreitendem Wachstum der Mikrometastasen im Knochenmark kommt es in 93 % der Fälle zur Reaktion des benachbarten Knochens mit gesteigertem Knochenumbau: wir sprechen jetzt von **„Knochenmetastasen"**, die im Szintigramm sowie in der CT und MRT nachweisbar sind. Abb. 4.1 zeigt das komplexe Zusammenspiel von Tumor- und Knochenzellen, die über Hormone und Zytokine auf Kosten des Patienten „kollaborieren" und die Knochenstruktur zerstören. Im englischen wird dafür der Begriff **„Tumour-induced bone disease"** (TIBD) verwendet. Die dabei auftretenden Komplikationen werden unter dem Sammelbergriff **„skeletal related events"** (SREs) vereint.

Tumorzellen und Mikrometastasen können über viele Jahre im Knochenmark unerkannt als „dormant cells" („Schläfer") persistieren. Wann und warum die immunologische Abwehr zusammenbrechen kann und ein expansives Wachstum der Tumorzellen auslöst, ist noch unklar. Denkbar sind Veränderungen der Tumorzellen, des Immunsystems, des Knochenmarkstromas und/oder der Knochenzellen. Aktivierte Tumorzellen starten den malignen **„circulus vitiosus"** mit Proliferation und Sekretion osteoklastenstimulierender Substanzen, vor allem des Parathormon-ähnlichen Peptides (PTHrP). Dieses Peptid bindet sich an den PTH-Rezeptor der Osteoblasten und deren Vorstufen. Diese wiederum sezernieren den RANK-Ligand, der sich an RANK der Osteoklasten-Vorstufen bindet und dadurch die Differenzierung und Aktivität der Osteoklasten verursacht. Die über Zytokine der Tumorzellen hochaktivierten Osteoklasten zerstören den Knochen in wenigen Tagen (Abb. 4.2).

© Der/die Autor(en), exklusiv lizenziert an Springer-Verlag GmbH, DE, ein Teil von Springer Nature 2022
R. Bartl, *Brustkrebs und Knochenprobleme,* essentials,
https://doi.org/10.1007/978-3-662-65465-1_4

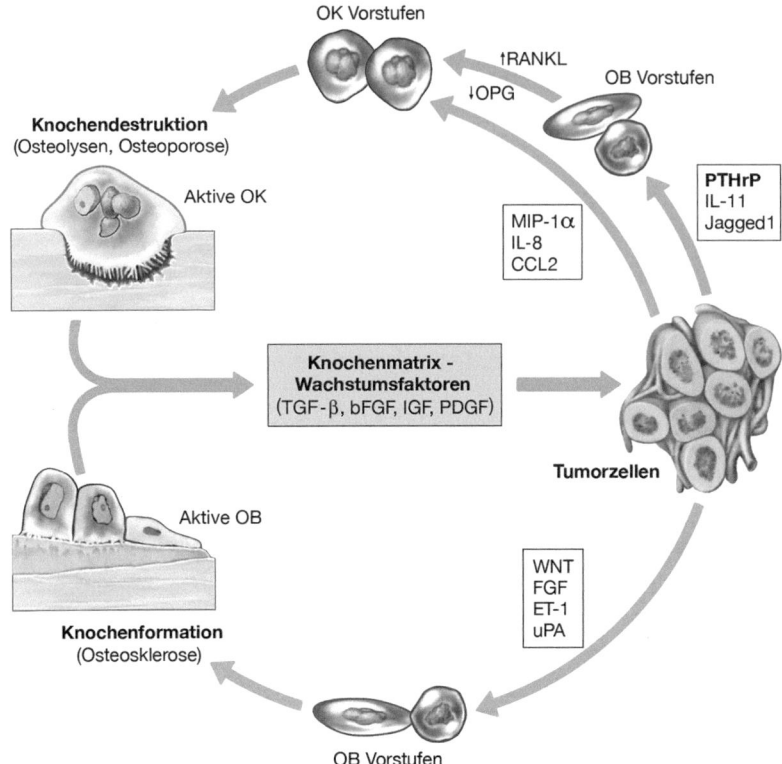

Abb. 4.1 „Teufelskreis" der Skelettdestruktion bei Kollaboration von Tumorzellen und Knochenzellen über Zytokine, auf Kosten der Patientin. OB = Osteoblasten, OK = Osteoklasten, PTHrP = Parathormon-related Protein

> Aktivierte Osteoklasten spielen die Schlüsselrolle bei der tumor-induzierten Skelettdestruktion. Sie sind die „Bagger" des Knochenumbaus.

Beim osteoklastischen Abbau der Knochenmatrix werden eingelagerte Wachstumsfaktoren wie z. B. TGF-β, IGF und PDGF freigesetzt, die wiederum – und damit schließt sich der Kreis – eine proliferationsfördernde Wirkung auf die Tumorzellen haben. So schafft sich die Metastase den Raum für weiteres Wachstum. Auch Osteoblasten können gleichzeitig von Tumorzellen aktiviert werden,

Abb. 4.2 Der hochaktive Osteoklast spielt die Schlüsselrolle bei der Skelettdestruktion!

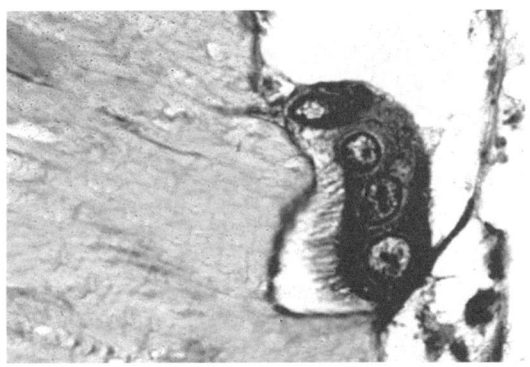

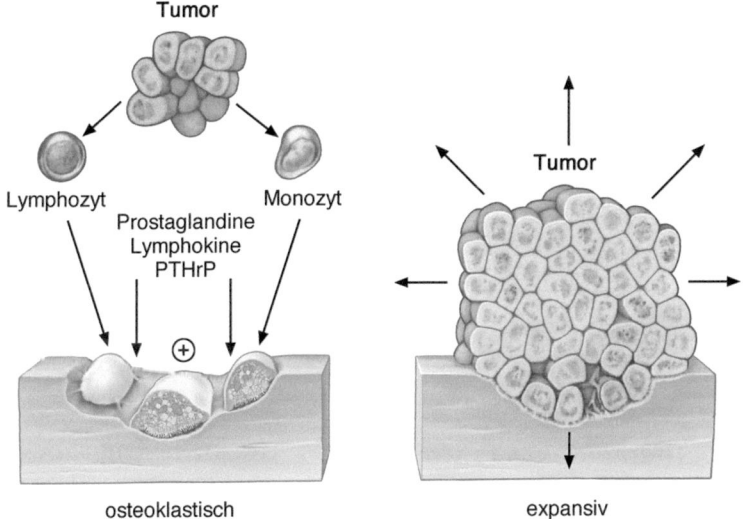

Abb. 4.3 Mechanismen der Tumorosteolyse

mit der Folge osteoblastischen Anbaus minderwertigen Knochens („Geflechtknochen"). Die Mischung von Knochenformation und Knochendestruktion führt beim Brustkrebs im Röntgenbild zum typischen Mischbild von gleichzeitigen osteolytischen und osteosklerotischen Veränderungen.

Selten und ausschließlich bei aggressiven Tumormetastasen kann in der Knochenbiopsie ein direkter expansiver Abbau des Knochens durch die Tumorzelle selbst mittels lytischer Enzyme beobachtet werden (Abb. 4.3).

> Auch Tumorzellen allein haben das Potential zur Skelettdestruktion.

4.2 Formen und Häufigkeit der Skelettdestruktion

In der Regel beobachten wir osteoklastischen Knochenabbau neben gleichzeitig osteoblastischem Knochenanbau („coupling"). Während das Mammakarzinom einen Mischtyp zeigt, ist das Prostatakarzinom durch osteosklerotische Reaktionen geprägt. In der Knochenbiopsie sind sechs **histologische Muster** der Knochenreaktion in der Metastase zu unterscheiden (Abb. 4.4):

- Normal   7 % der Fälle
- Osteoporose/Osteolyse   18 %
- Mischform lytisch/sklerotisch   38 %
- Spongiosklerose   10 %
- Geflechtknochen   25 %
- Fibrosklerose   2 %

Ihre Häufigkeit hängt vom **Primärtumor** ab (Tab. 4.1).

4.3 Therapie und Prävention der Skelettdestruktion

Ab initialer Diagnosestellung eines Mammakarzinoms sind folgende Strategien anzustreben:

- **Verhinderung der Entstehung von Metastasen** aus den systemisch verstreuten Tumorzellen (adjuvante Strategie).
- **Behandlung der Mikrometastasen und Prävention der Skelettdestruktion** bei nachgewiesenen Knochenmarkmetastasen (z. B. in der MRT oder der Knochenbiopsie) (supportive Strategie). Ein adjuvanter Bisphosphonat-Einsatz zur Verhinderung von Metastasen ab Zeitpunkt der Diagnose des

4.3 Therapie und Prävention der Skelettdestruktion

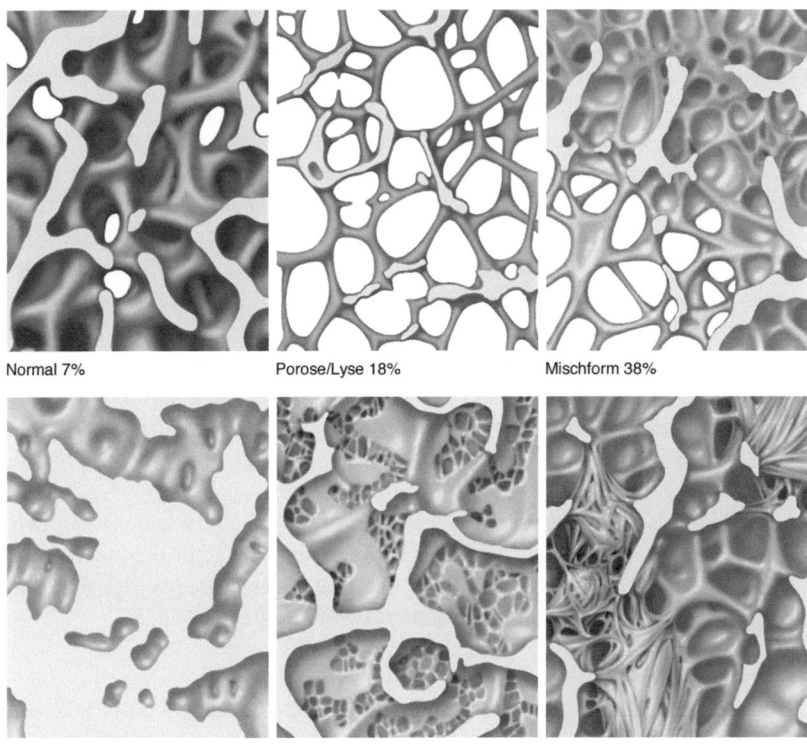

Abb. 4.4 Histologische Formen der Knochenreaktion im Metastasenbereich

Tab. 4.1 Histologische Knochenreaktionen bei verschiedenen Primärtumoren (% der Fälle mit Knochenmetastasen)

	Mamma	Prostata	Lunge
Normal	5	0	**28**
Osteoporose/Lyse	20	7	18
Mischform	**41**	38	27
Sklerose/lamellär	22	0	26
Sklerose/faserig	12	**55**	0

Primärtumors wird zwar diskutiert, wegen Mangels klarer und einheitlicher Studienergebnisse ist er aber derzeit noch nicht generell zu empfehlen.
- **Behandlung aufgetretener Skelettkomplikationen,** in Verbindung mit Strahlentherapie oder operativer Versorgung (palliative Strategie). Der Erhalt der Stabilität der residualen Knochenstruktur und die Verhinderung von Frakturen stehen im Vordergrund. Die Rekalzifierung bestrahlter Osteolysen kann durch den Einsatz von Bisphosphonaten beschleunigt werden. Invasion, Adhäsion, Stromainduktion, Wachstum und Skelettdestruktion (SREs) sind die wesentlichen Schritte in der Metastasen-Entstehung. Diese kaskadenartig ablaufenden Schritte können mit Bisphosphonaten und Denosumab gehemmt werden (Abb. 4.5).
- **Prävention und Therapie der Osteoporose.** Der Knochenschwund kann altersbedingt, krankheitsbedingt oder therapieinduziert sein und pathologische Frakturen verursachen. Auch hier sind Bisphosphonate und Denosumab „first line" Therapie.

Trotz effektiver Primärtherapie und Fortschritte in der adjuvanten Behandlung treten bei etwa 20 % der Patientinnen Fernmetastasen auf. In dieser Situation, also auch bei Knochenmetastasen, ist die Therapie in der Regel palliativ. Folgende Situationen sind mit einer **längeren Lebenserwartung** verknüpft:

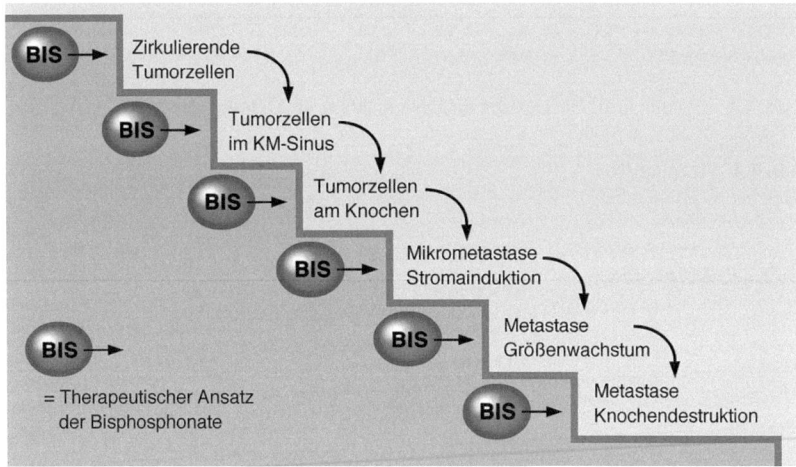

Abb. 4.5 Kaskadenartig ablaufende Entwicklung von Knochenmetastasen und Möglichkeiten einer hemmenden Einflußnahme mit Bisphosphonaten (BIS)

4.3 Therapie und Prävention der Skelettdestruktion

- Guter Allgemeinzustand,
- Ausschließlicher Befall von Skelett, Lymphknoten oder Haut,
- Hormonrezeptor-Positivität,
- Rezidivfreies Intervall > 2 Jahre,
- keine adjuvante Therapie
- keine Vortherapie im metastasierten Stadium.

Im Vordergrund steht bei diesen Patientinnen die medikamentöse Therapie. Die zusätzliche Reduktion des Primärtumors hat keinen Einfluß auf das Gesamtüberleben. Um die beschriebenen Behandlungsziele zu erreichen, stehen zahlreiche lokale und systemische **Maßnahmen** zur Verfügung:

- Strahlentherapie (lokale Osteolysen, lokale Schmerzsymptomatik und Querschnittsymptomatik)
- Operative Versorgung (frakturgefährdete Knochen, instabile Wirbelkörperfrakturen, Entlastung bei spinaler Kompression)
- Anti-Hormontherapie (GnRH-Analoga, Ovarektomie, Radiomenolyse, Tamoxifen, Aromatasehemmer und Raloxifen bei Östrogenrezeptor-positiven Tumoren, 70 % aller Patientinnen mit Brustkrebs)
- Trastuzumab, Pertuzumab, Lapatinib (monoklonale Antikörper, wirksam bei HER2-positiven Patientinnen, mit Remissionsraten von 20 %, in Kombination mit Zytostatika von 50 %!)
- CDK4/6- Inhibitoren (sie hemmen die Zellteilung und sind synergistisch mit anderen Inhibitoren)
- Chemotherapeutika wie Anthrazykline und Taxane (bei Tumorexpansion und Knochenmarkverdrängung. Die Kombinationstherapie von Zytostatika führt zu höheren Remissionsraten und längeren Überlebensraten. Eine standardisierte Zuordnung bestimmter Zytostatika-Regimes zu einer spezifischen Risikokonstellation gibt es aber nicht.)
- Moderne Bisphosphonate (BP) (sie hemmen die Stoffwechselaktivität der Osteoklasten und haben auch einen antineoplastischen Effekt. Die Ergebnisse randomisierter Studien sind aber uneinheitlich. Zur Anwendung kommen heute bevorzugt intravenöse BP der dritten Generation (Abb. 4.6).

Ibandronat (Bondronat®)	3–6 mg i.v. monatlich
Zoledronat (Zometa®)	4 mg i.v. monatlich

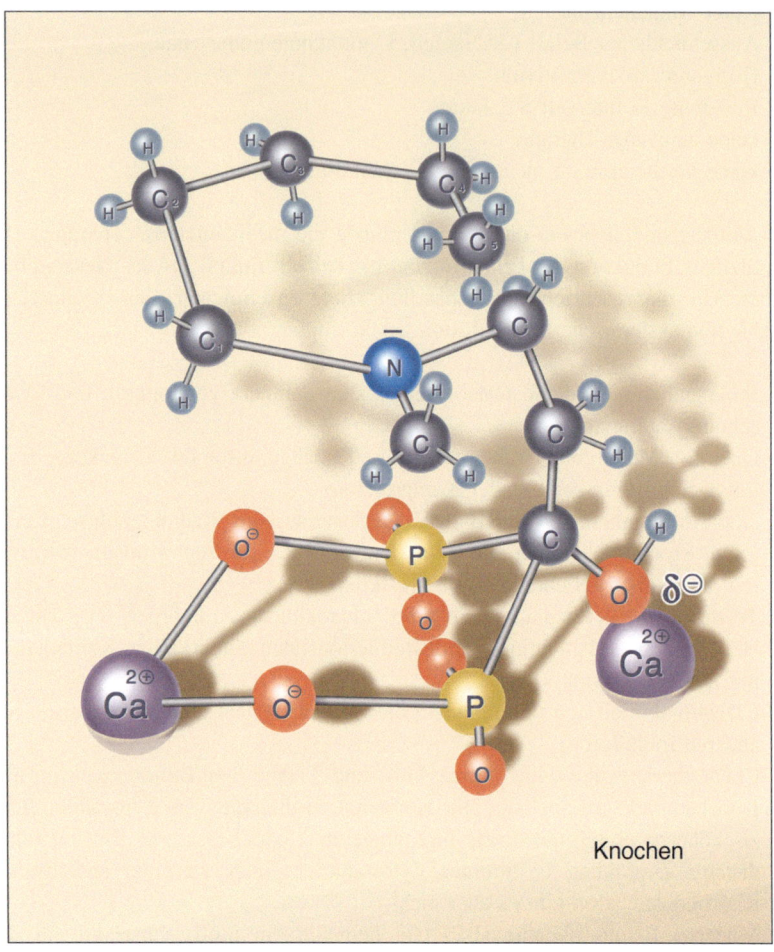

Abb. 4.6 Räumliche Struktur des Ibandronats (BP der 3. Generation) auf der Knochenoberfläche. Beachte den offenen Sechserring (oben) mit einem Stickstoffatom (N). Zoledronat zeichnet sich durch einen geschlossenen Fünferring mit 2 Stickstoffatomen aus

4.3 Therapie und Prävention der Skelettdestruktion

- Der Antikörper Denosumab blockiert die Produktion von RANKL und hemmt dadurch die Differenzierung von Osteoklasten. Vergleichsstudien mit Zoledronat belegen die Wirksamkeit von Denosumab bei der Prävention von SREs. Die skelettale Morbiditätsrate unter Denosumab war bei einer Reduktion von 22 % signifikant geringer gegenüber dem Bisphosphonat. In einer randomisierten Studie führte Denosumab im Vergleich zu Zoledronat zu einer signifikanten Verlängerung der Zeit bis zum Auftreten von SREs. Die Reduktion der Turnover-Marker war unter Denosumab ebenfalls deutlich stärker. Überlebensraten und Progression der Erkrankungen waren aber in beiden Therapiegruppen gleich.

Denosumab (XGEVA®)	120 mg Fertigspritze s. c. alle 4 Wochen

- Der neue Antikörper Romosozumab blockiert Sklerostin, das in den Osteozyten produziert wird. Dadurch wirkt der Antikörper sowohl antiresorptiv als auch osteoanabol und baut die Knochenstruktur wieder auf (bisher nur für schwere postmenopausale Osteoporose zugelassen).

Romosozumab (Evenity®)	210 mg Fertigspritze s. c. monatlich (1 Jahr)

Mit den BP und mit Denosumab stehen jetzt 2 potente Therapieprinzipien zur Prävention von SREs zur Verfügung. Die modernen Aminobisphosphonate (metabolische Hemmung der Osteoklastenaktivität) und Denosumab (zelluläre Hemmung der Osteoklastendifferenzierung) haben ein gemeinsames Ziel: Hemmung der Osteoklastenaktivität und damit verminderte Freisetzung von wachstumsfördernden Faktoren aus der freigesetzten Knochenmatrix (z. B. TGF-β)! Kieferosteonekrosen (ONJ) sind bei beiden Medikamenten eine seltene, aber schwerwiegende Komplikation, mit einer Häufigkeit von 0,6 % bis 6,2 %. Eine enge Zusammenarbeit mit Zahnärzten und Kieferchirurgen ist heute Standard. Atypische Femurfrakturen (AFF) treten extrem selten und nur bei jahrelanger Therapie auf.

Tumorinduzierter Knochenschmerz (TIBP) 5

5.1 Formen des Knochenschmerzes

Nur ein Teil der Schmerzen, die die Patientin als Knochenschmerz empfindet, ist tatsächlich durch eine Knochenkrankheit verursacht. Viel häufiger handelt es sich um Verspannungen und Fehlbelastung der Muskulatur und Gelenke. Vom Knochen ausgehende Schmerzen können nach der Ausdehnung eingeteilt werden in:

- **Generalisierte Knochenschmerzen:** Zugrunde liegen metabolische oder metastatische Erkrankungen. Der Schmerz wird oft dumpf und schwer lokalisierbar beschrieben.
- **Lokalisierte Knochenschmerzen:** Sie zeigen häufig ein typisches Röntgenbild.

> **Knochenschmerz** ist das häufigste Symptom bei Patientinnen mit ossären Metastasen. Mehr als die Hälfte der betroffenen Patientinnen klagen zum Zeitpunkt des Nachweises von Metastasen bereits über Knochenschmerz, der im weiteren Verlauf ein konstantes und an Intensität zunehmendes Symptom bleibt. Weitere maligne Erkrankungen, die häufig mit schweren generalisierten Knochenschmerzen einhergehen, sind das multiple Myelom und die Osteomyelosklerose.

© Der/die Autor(en), exklusiv lizenziert an Springer-Verlag GmbH, DE, ein Teil von Springer Nature 2022
R. Bartl, *Brustkrebs und Knochenprobleme,* essentials,
https://doi.org/10.1007/978-3-662-65465-1_5

5.2 Differentialdiagnose

Zur Differentialdiagnose des Knochenschmerzes gehören ganz unterschiedliche Erkrankungen, die vor einer symptomatischen Therapie abgeklärt werden müssen:

Onkologisch/hämatologische Erkrankungen
- Skelettmetastasen, insbesondere des Mamma- und Prostatakarzinoms
- Multiples Myelom
- Leukämien
- Osteomyelosklerose
- Maligne Lymphome
- Speicherkrankheiten
- Systemische Mastozytose
- Granulomatöse Erkrankungen
- Eosinophiles Granulom

Osteologisch/orthopädische Erkrankungen
- Frakturen
- Muskelverspannungen
- Arthrosen
- Tendopathien
- Osteoporose
- Transitorische Osteoporose
- Osteomalazie
- Osteomyelitis
- Morbus Paget
- Morbus Sudeck
- Heterotope Kalzifikationen
- Aseptische Prothesenlockerung

5.3 Pathogenese des Knochenschmerzes

Die Pathogenese des Knochenschmerzes ist komplex und noch wenig erforscht. Neben mechanischen Faktoren wie erhöhter Druck in den Markräumen, Biegung des Knochens, Dehnung des Periosts/Endosts und Zerstörung von Knochengewebe spielen humorale, entzündliche und nervale Faktoren eine Rolle. Prostaglandine, Histamin, Serotonin, Bradykinin und andere Zytokine agieren als Auslöser und Vermittler. Neue Untersuchungen haben gezeigt, dass vor allem dem **RANKL/OPG System** eine wichtige Rolle bei der Entstehung des Knochenschmerzens zukommt. Tumorzellen sezernieren Zytokine, die T-Lymphozyten und Osteoklasten stimulieren. Die Knochenresorption geht mit einem sauren Milieu im umgebenden Gewebe einher, das zur Freisetzung entzündlicher Mediatoren und zur Reizung von „Nozirezeptoren" im stark innervierten Periost und damit zu schweren Knochenschmerzen führt. Die Schmerzübertragung erfolgt vor allem über die Stimulation der **Nozirezeptoren** in Periost und Endost. Schmerz kann auch durch Irritation und Läsion von **afferenten Nervenfasern** entstehen. Wir wissen aus dem Studium von Biopsien, dass das Knochenmark durchzogen ist mit dünnen Nerven. Diese regulieren die Durchblutung des Knochen/Knochenmarks und den Blutfluß in den Sinusgefäßen. Auch sensorische Nervenfasern sind vorhanden, erkennbar an der schmerzhaften Reaktion im Rahmen des durch Aspiration erzeugten Unterdrucks. Überdruck im Rahmen eines **Knochenmarködems** (KMÖ) oder einer leukämischen bzw. metastatischen Infiltration verursacht ebenfalls schwere generalisierte Knochenschmerzen. KMÖ kann in Nachbarschaft von expansiven Skelettmetastasen oder nach einer aggressiven Chemotherapie/Bestrahlung massive lokale Schmerzen verursachen, sie reagieren aber rasch auf eine Bisphosphonat-Therapie und führen zu einer Rekalzifizierung. Nachgewiesen wird das KMÖ mittels MRT. Abb. 5.1 illustriert die Pathogenese des Knochenmarködems bei neoplastischen und entzündlichen Erkrankungen. Der **„paraneoplastische" Schmerz** wird vom Tumor selbst über hormonähnliche Substanzen verursacht. Neue Studien haben gezeigt, daß auch Osteozyten mit sensorischen Nervenfasern kommunizieren können und einen Beitrag zum TIBP liefern.

5.4 Diagnostik des Knochenschmerzes

Die **Schmerzanamnese** umfaßt die Beschreibung von Dauer, Intensität, Charakter, Lokalisation, Ausstrahlung und zeitlichen Mustern. Der vom Knochen ausgehende Schmerz wird meistens dumpf bis bohrend oder ziehend empfunden. Punktförmig stechende Schmerzen treten auf, wenn das Periost am Krankheitsgeschehen beteiligt ist. Die Lokalisation der Knochenschmerzen ist häufig diffus und schwer zuzuordnen. Der Knochenschmerz bei Tumorpatientinnen ist keine klar definierte, homogene Entität, sondern setzt sich aus verschiedenen klinisch relevanten **Schmerztypen** zusammen, die jeweils einer differenzierten Behandlung bedürfen:

- Dumpfer, tiefer Dauerschmerz

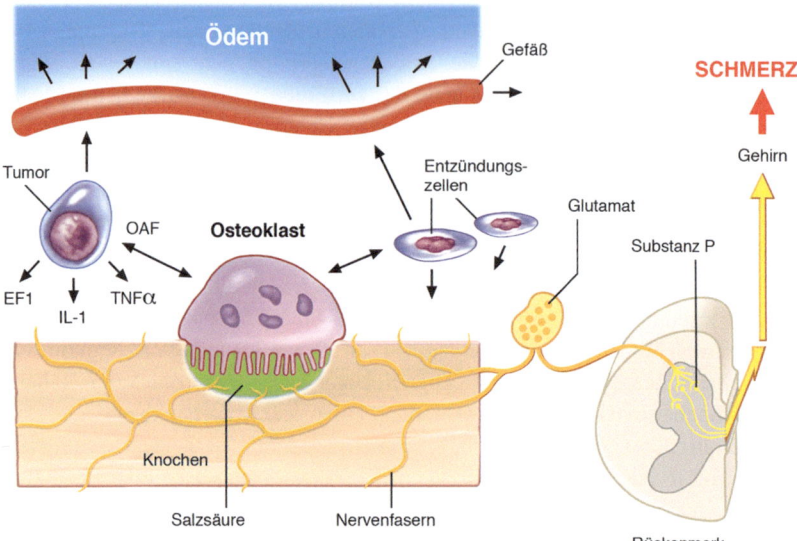

Abb. 5.1 Pathophysiologie des Knochenmarködems bei zugrundliegendem Tumor (links) oder im Rahmen einer entzündlichen Erkrankung bzw. eines Gelenkschadens (rechts). Der Osteoklast steht im Mittelpunkt der Pathogenese. OAF Osteoklasten-aktivierender Faktor

- Bewegungsabhängiger (entzündlicher) Schmerz
- Ausstrahlender neurogener Schmerz.

> Schmerzen bei Krebspatientinnen können verschiedene Ursachen haben:
>
> - Tumorbedingter Schmerz (85 %)
> - Therapiebedingter Schmerz (17 %)
> - Tumorassoziierter Schmerz (9 %)
> - Von Tumor oder Therapie unabhängiger Schmerz (9 %)
> - Bei ungefähr 70–80 % dieser Patientinnen liegen zwei oder mehr Schmerzarten gleichzeitig vor.

Für die Evaluierung des Schmerzausmaßes stehen verschiedene „pain scores" zur Verfügung:

- Verbal Rating Scale (VRS)
- Visuelle Analogskala (VAS)
- Numeric Rating Scale (NRS)

Diese drei Skalen zeigen enge Korrelationen, jedoch werden Veränderungen durch Analogskalen besser dokumentiert. Zusätzliche Möglichkeiten der Beurteilung erhält man über eine systematische Beobachtung des Verhaltens der schmerzkranken Patientinnen. Einen guten Anhaltspunkt liefert die Beeinflussung des Nachtschlafens.

Eine Blutkörperchensenkung, CRP, ein großes Blutbild sowie eine serologische Untersuchung sind zur Erfassung metabolischer, entzündlicher und maligner Erkrankungen nötig. Als einfacher Parameter des gesteigerten Knochenanbaus gilt die alkalische Phosphatase. Sie ist vor allem bei der Osteomalazie, bei ossären Metastasen und beim Morbus Paget erhöht. Auch Kalzium und Phosphat im Serum sollte mitbestimmt werden. Der gezielte Einsatz bildgebender Verfahren wie Skelettszintigraphie, konventionelle Röntgenaufnahmen, CT und MRT ist diagnostisch hilfreich und sollte in Zweifelsfällen durch eine Knochenbiopsie ergänzt werden.

5.5 Therapie des Knochenschmerzes

Primär ist eine kausale Therapie des Knochenschmerzes anzustreben: z. B. Vitamin D-Therapie bei Osteomalazie, Antibiotika nach Austestung bei einer Osteomyelitis oder Bestrahlung bei Knochenmetastasen oder einem herdförmigen Knochentumor. Die Auswahl der Analgetika geschieht nach dem **WHO-Stufenschema:**

Stufe I: Nichtopioidanalgetika wie NSAR, ASS und Paracetamol
Stufe II: Niedrigpotente Opioide Tramadol und Tilidin
Stufe III: Hochpotente Opioide: Hydromorphon, Fentanyl, Morphin und Methadon
Stufe IV: Invasive Schmerztherapie, z. B. peridurale oder intrathekale Opioidgabe

Grundsätzlich kann zu jeder Analgetikastufe eine gezielte Kombination mit einem **„Co-Analgetika"** erwogen werden, die eine schmerzlindernde Therapie effektiv unterstützen können. Folgende Medikamente kommen bevorzugt zum Einsatz:

- Antikonvulsiva
- Kortikosteroide
- Myotonolytika
- Antidepressiva.

Ferner stehen örtliche Betäubungsverfahren zur Verfügung. Infrage kommen rückenmarksnahe Betäubungen oder Blockaden der großen Nervengeflechte, entweder temporär oder kontinuierlich mit einem Lokalanästhetikum oder einer neurolytischen Blockade.

Weitere schmerzlindernde Maßnahmen bei tumorbedingten Knochenschmerzen sind die

- Antineoplastische Therapie (Chemo- und Anti-Hormontherapie)
- Antiresorptive Therapie (Bisphosphonate, Denosumab, Kalzitonin, evtl. Romosozumab)
- Physikalische und psychotherapeutische Maßnahmen.

Für die Verschreibung und Einnahme von Analgetika bei Tumorschmerzen gelten grundsätzlich folgende **Regeln** (nach H.-B. Sittig):

- Die Schmerzmittel und Co-Analgetika sind entsprechend der Schmerzursache gezielt auszuwählen.
- Die Einzeldosen werden so festgesetzt, dass die Schmerzmittel auch ihren Zweck erfüllen, d. h. sie dürfen nicht unterdosiert, aber wegen ihrer Nebenwirkungen auch nicht überdosiert werden.
- Analgetika und Co-Analgetika sind nach einem festgesetzten Zeitschema einzunehmen, nicht nach Bedarf! Der zeitliche Abstand zwischen den Einzeldosen richtet sich nach ihrer Wirkdauer.
- Aufgrund ihrer gleichförmigen und langanhaltenden Wirkung sind retardierte Analgetika generell vorzuziehen. Die nicht retardierten Zubereitungen sind zur Kupierung von gelegentlichen Schmerzspitzen oder Durchbruchschmerzen einzusetzen.
- Sollte sich mit der oralen Applikationsform keine zufrieden stellende Schmerzlinderung einstellen oder die Nebenwirkungen nicht beherrschbar sein, ist frühzeitig auf Applikationsalternativen auszuweichen.
- Keine Mischpräparate oder sinnlose Kombinationen einsetzen.
- Nicht jeder Schmerz beim Tumorpatienten ist ein Tumorschmerz!

5.5 Therapie des Knochenschmerzes

Die moderne Schmerzforschung verfolgt beim Knochenschmerz 3 therapeutische Ziele:

- Beeinflussung der Ionen-Kanäle an Nervenfasern und spinalen Neuronen, die für die Schmerzleitung verantwortlich sind (TRPV1),
- Supprimierung von bestimmten Zytokinen, Endothelinen und Wachstumsfaktoren (NGF, GDNF, BDNF),
- Supprimierung der Osteoklastenaktivität und deren Säureproduktion durch Blockierung von RANKL. Daher bietet sich der Einsatz von Denosumab als Blocker von RANKL an.

Folgende **Protokolle** zur Behandlung des tumorinduzierten Knochenschmerzes mit Bisphosphonaten wurden in Studien untersucht und zeigten eine signifikante Reduzierung des Knochenschmerzes:

• Clodronat (Ostac®)	600 mg i. v. alle 3–4 Wochen
• Clodronat (Ostac®)	1600 mg oral täglich
• Pamidronat (Aredia®)	60–120 mg i. v. alle 3–4 Wochen
• Zoledronat (Zometa®)	4 mg i. v. alle 3–4 Wochen
• Ibandronat (Bondronat®)	50 mg oral täglich
• Ibandronat (Bondronat®)	3–6 mg i. v. alle 3–4 Wochen

Heute werden bevorzugt intravenöse Bisphosphonate der 3. Generation (**Ibandronat** und **Zoledronat**) eingesetzt. Bei Patientinnen mit Mammakarzinom und Knochenmetastasen reduzierte Ibandronat in oraler wie i. v. Applikation den Knochenschmerz signifikant über 2 Jahre unter den Ausgangswert. Bisher wurden Bisphosphonate bei Knochenschmerzen im Rahmen osteolytischer Knochenläsionen eingesetzt. Schmerzen bei osteoblastischen Metastasen (z. B. Prostatakarzinom), bei Osteomyelosklerose und systemischer Mastozytose sprechen ebenfalls rasch und nachhaltig auf Bisphosphonate an. Dies zeigt, dass die Schmerzlinderung durch Bisphosphonate wahrscheinlich nicht nur über Osteoklastenhemmung zu erklären ist, sondern auch auf andere Zellsysteme wie Osteoblasten, Stromazellen und T-Lymphozyten wirkt und damit Einfluß auf das RANKL/OPG System nimmt. Auf die Gefahr einer Nierenschädigung unter Zoledronat ist hinzuweisen. Daher ist eine Flüssigkeitszufuhr vor und nach der Infusion sowie die vorherige Bestimmung von GFR/Kreatinin obligat. Ibandronat ist dagegen mit einer deutlich geringeren Nephrotoxizität verknüpft.

Denosumab: Tumor-induzierte Osteolysen werden stimuliert über RANKL und gehemmt über OPG. Während sich die OPG-Gabe bei Tumorpatienten nicht bewährte, erwies sich der RANKL-Antikörper Denosumab dagegen wirksam bei der Behandlung von SREs. In einer Phase III Studie bei Patienten mit metastasiertem Prostatakarzinom wurde Demosumab mit Zoledronat verglichen. Dabei zeigte sich Denosumab gegenüber Zoledronat überlegen hinsichtlich der Vermeidung von SREs (z. B. pathologische Frakturen). 50 % der Patienten mit Prostatakarzinom waren bei Zoledronat mit 17,1 Monate und bei Denosumab mit 20,7 Monaten noch frei von SREs.

Denosumab (XGEVA®)   120 mg s. c. alle 4 Wochen

Auf die Gefahr einer symptomatischen Hypokalzämie unter Denosumab und einer Hyperkalzämie nach Absetzen („rebound") ist hinzuweisen.

Knochenschmerz ist neben der Hyperkalzämie ein häufiges Zeichen auf eine bösartige Erkrankung. Seine Pathogenese ist gerade bei onkologischen Erkrankungen wenig untersucht. Der analgetische Effekt der Bisphosphonate und von Denosumab bei Tumorpatientinnen mit Knochenmetastasen ist eindrucksvoll belegt, wird aber von Schmerzexperten noch zu wenig berücksichtigt. Dabei sind die Nebenwirkungen gering und in der Regel beherrschbar.

Mit den vorgestellten Maßnahmen kann heute nahezu jede Patientin, die unter Tumorschmerzen leidet, wirksam geholfen werden.

Tumor-induzierte Hyperkalzämie (TIH)   6

6.1 Häufigkeit der Hyperkalzämie

Alle fortgeschrittenen Tumorerkrankungen können zu einer Hyperkalzämie (TIH) führen. Es handelt sich um eine schwerwiegende und lebensgefährliche Komplikation ossär metastasierter solider und hämatologischer Tumoren. Die TIH stellt die häufigste metabolische Komplikation bösartiger Tumore dar und betrifft 10–20 % aller Tumorpatientinnen. Da die Hyperkalzämie auch ohne jegliche klinische Symptomatik ablaufen kann, ist eine regelmäßige Kontrolle der Kalzium-Serumwerte bei allen Patientinnen mit Brustkrebs notwendig. In der Mehrzahl der Fälle liegt ein multiples Myelom oder eine ausgedehnte osteolytische Metastasierung durch ein Mammakarzinom vor. Bei 50 % der multiplen Myelome und bei 30 % der metastasierten Karzinome ist im Verlauf eine Hyperkalzämie zu erwarten.

6.2 Pathogenese und Klinik der tumorinduzierten Hyperkalzämie

Die tumorbedingte Hyperkalzämie ist charakterisiert durch eine Erhöhung des Serumkalziums mit Suppression der normalen Parathormonsekretion. Eine aggressive lokale Knochendestruktion in Kombination mit einer gestörten renalen Kalziumsekretion und einer erhöhten tubulären Kalziumrückresorption führt zu einem Serumanstieg des Kalziums. Unterschieden werden 2 Mechanismen:

- **Osteolyse-assoziierte Hyperkalzämie:** Tumorzellen im Knochenmark sezernieren osteoklastenstimulierende Faktoren (IL-6, TGF), die zu einem massiven osteoklastischen Knochenabbau und zur Freisetzung von Kalzium führen.

© Der/die Autor(en), exklusiv lizenziert an Springer-Verlag GmbH, DE, ein Teil von Springer Nature 2022
R. Bartl, *Brustkrebs und Knochenprobleme,* essentials,
https://doi.org/10.1007/978-3-662-65465-1_6

- **Humoral-assoziierte Hyperkalzämie:** Viele Tumore bilden Parathormonähnliche Substanzen (PTHrP), die sich an die PTH-Rezeptoren des Knochens und der Niere binden und die Wirkung des normalen PTH auslösen. Zudem kommt es durch die Zytokinsekretion der Tumorzellen zu einer Stimulation der renalen Kalziumrückresorption. Auch die Produktion aktiver Vitamin D Metabolite durch Tumore (z. B. Lymphome) können zu einer Hyperkalzämie beitragen.

Bei Werten über 2,8 mmol/l Kalzium sind **klinische Symptome** zu erwarten („symptomatische Hyperkalzämie"). Folgende **Organe** sind besonders betroffen:

Niere:	Polyurie, Exsikkose, Nephrolithiasis, Nephrokalzinose, zunehmende Niereninsuffizienz
Magen-Darm:	Brechreiz, Bauchschmerzen, Obstipation, Anorexie.
Herz-Kreislauf:	Arrhythmien, verkürzte QT-Zeit, Gefäßverkalkungen.
Nervensystem:	neurologische Ausfälle, Koma, Hyperpyrexie, Psychose.

6.3 Therapie der tumorinduzierten Hyperkalzämie

Sie umfaßt die symptomatische Behandlung zur Vermeidung der Komplikationen durch die Hyperkalzämie selbst und die Behandlung der Grundkrankheit zur Vermeidung späterer Rezidive.

- **Chemotherapie:** In leichten Fällen kann die Chemotherapie alleine zu einem Abfall des Serumkalziums führen.
- **Rehydratation:** Auffüllung der extrazellulären Räume mit physiologischer Kochsalzlösung (wenigstens 3 l in den ersten 24 h) und Elektrolytsubstitution. Der Einsatz von Schleifendiuretika (z. B. Furosemid) mit einer renalen Elimination von Kalzium sollte vor allem bei Patientinnen mit Herz- und Niereninsuffizienz überlegt werden.
- **Kortikosteroide:** Der Zusatz von 20–60 mg Prednison täglich ist sinnvoll bei Patientinnen mit Myelom, Lymphom oder Mammakarzinom.
- **Kalzitonin:** Die voneinander unabhängigen Wirkungen von Kalzitonin und Bisphosphonaten auf den Knochen sowie der renale Effekt des Kalzitonins versprechen einen additiven Effekt beider Substanzen. Mit dieser Kombination kann in der Tat eine schnellere Senkung des Kalziums erreicht werden. Die größere Gefahr, eine Hypokalzämie zu induzieren, ist zu bedenken.

6.3 Therapie der tumorinduzierten Hyperkalzämie

- **Bisphosphonate:** Diese Substanzgruppe hat die Therapie wesentlich vereinfacht. Eine einmalige Infusion eines der 3 aufgeführten Bisphosphonate ist in der Regel ausreichend, wobei die potenteren Bisphosphonate Ibandronat und Zoledronat heute vorzuziehen sind.

Pamidronat (Aredia®, Generika)	90–120 mg
Ibandronat (Bondronat®, Generika)	6 mg
Zoledronat (Zometa®, Generika)	4 mg

Nach Ausgleich der Exsikkose wird das Bisphosphonat langsam (1–4 h) mit reichlich Flüssigkeit (z. B. 500 ml physiol. NaCl-Lösung) infundiert. Die Wirkung setzt mit zeitlicher Verzögerung von 1–2 Tagen ein und normalisiert die Kalziumwerte innerhalb von 4 bis 7 Tagen. Der Erfolg hält in Abhängigkeit von der Aggressivität des Tumors und vom verwendeten Bisphosphonat einige Wochen an. Die Dauer der Normalisierung schwankt von 2 bis 4 Wochen und erreicht eine Effektivität von 70–95 % (Zoledronat 88 %, Ibandronat 78 %, Pamidronat 70 %). Die Dauer des Ansprechens war bei Ibandronat signifikant länger als bei Pamidronat (14 versus 4 Tage). Eine erneute Therapie ist bei Ansteigen des Kalziumwertes wieder erfolgreich. Erreicht man mit Zoledronat kein befriedigendes Ansprechen, so sollte die zweite Infusion erst nach 7 Tagen erfolgen.

Bei Vorliegen einer ausgeprägteren **Niereninsuffizienz** ist eine Dosisreduktion um 30–50 % und eine längere Infusionsdauer zu empfehlen. Nierenfunktionsstörungen nach Infusion von Ibandronat wurden nicht beobachtet. Bei ausgeprägter Niereninsuffizienz steht alternativ zu den Bisphosphonaten Denosumab zur Verfügung, das renal nicht ausgeschieden wird.

Über die Normalisierung der Hyperkalzämie kommt es auch zu einer Verbesserung der Nierenfunktion. Ein hoher Plasmaspiegel von PTHrP korrelierte mit einem ungünstigeren Ansprechen und einer kürzeren Response-Dauer auf Bisphosphonate. Es muß betont werden, dass die extraskelettalen Wirkungen des PTHrP durch Bisphosphonate nicht beeinflußt werden. Will man bei lebensbedrohlichen Situationen eine rasche Normalisierung der Hyperkalzämie erreichen, so empfiehlt sich eine Kombination des Bisphosphonates mit Kalzitonin. Es senkt den Kalziumspiegel innerhalb von Stunden über eine Erhöhung der renalen Kalziumausscheidung.

Therapie-induzierte Osteoporose

7.1 Sekundärer Hypogonadismus

Jede **Chemotherapie,** die die Knochenzellen direkt schädigt und/oder einen sekundären Hypogonadismus erzeugt, kann zu einer schweren Osteoporose führen. Zwei Tumorgruppen werden unterschieden:

- **Sexualhormon-abhängige Neoplasien** wie Brust- oder Prostatakrebs. In diesen Fällen ist der Hypogonadismus Teil der Behandlungsstrategie, eine Substitutionstherapie verbietet sich daher.
- **Sexualhormon-unabhängige Neoplasien** wie z. B. Morbus Hodgkin und andere maligne Lymphome. In diesen Fällen ist der Hypogonadismus eine unerwünschte Nebenwirkung, eine spätere Substitution mit Sexualhormonen ist daher möglich.

Prämenopausale Patientinnen mit Brustkrebs entwickeln eine irreversible Insuffizienz der Ovarien innerhalb des ersten Jahres der Chemotherapie. Innerhalb von 2 Jahren Chemotherapie nimmt die Knochendichte der Lendenwirbelsäule um 8–10 % und der Hüfte um 4–6 % ab. Eine Bestrahlung der Brust führt zusätzlich zu einer Schädigung der Knochenzellen, damit zu einer lokalen Osteoporose mit der Gefahr von Rippenfrakturen und Osteonekrosen. Bei gleichzeitiger Gabe stickstoffhaltiger Bisphosphonate kann der Knochenschwund vermieden werden.

7.2 Antiöstrogene Therapie bei Brustkrebs

Bei **Östrogenrezeptor-positiven Tumoren** ist die iatrogen erzeugte Ovarinsuffizienz Teil der Behandlungsstrategie. Dies wird erreicht mit einer **Antihormontherapie (AHT)**:

- **Gonadotropin-Releasing-Hormon-Analoge (GnRH-Analoge)**
- **Östrogen-Antagonisten**
- **Aromatasehemmer**
- **Fulvestrant**

Diese Antihormontherapie beinhaltet ein hohes Osteoporoserisiko, da Östrogen eine osteoanabole und antiresorptive Wirkung auf das Knochengewebe hat.

Tamoxifen, ein synthetisches Anti-Östrogen, hat zwar einen antiresorptiven Effekt auf den Knochen, kann aber das Fehlen der Östrogenstimulation auf die Knochenneubildung nicht ausgleichen. So wurde vor allem bei prämenopausalen Frauen ein Knochenschwund unter Tamoxifen beobachtet. Bei postmenopausalen Frauen bewirkt Tamoxifen sogar einen Anstieg der Knochendichte und eine Verzögerung des Tumorrezidivs (Abb. 7.1).

Die positive Wirkung von Tamoxifen auf den Knochen wurde mit dem **Raloxifen** (selektiver Östrogenrezeptormodulator, SERM) weiterentwickelt. Es hat keine Wirkung auf das Brustgewebe und die Gebärmutter, aber noch eine positive Wirkung auf Knochen und Fettstoffwechsel. Eine Therapie mit Raloxifen erscheint gegenwärtig insbesondere bei erhöhtem Brustkrebsrisiko und Zustand nach Brustkrebs geeignet.

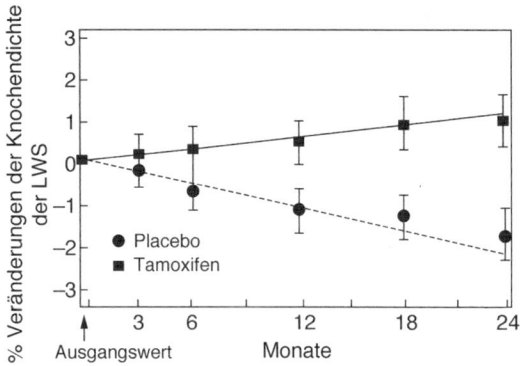

Abb. 7.1 Veränderungen der Knochendichte an der LWS unter Tamoxifen und Placebo

7.2 Antiöstrogene Therapie bei Brustkrebs

Aromatasehemmer (AI) unterdrücken die Östrogenspiegel um 80 %–90 % durch Hemmung der Aromatase, ein Enzym, das verantwortlich ist für die Synthese des Östrogens aus androgenen Vorstufen. Auch die Östrogenproduktion im Fettgewebe wird unterbunden. Im Gegensatz zu Tamoxifen haben die meisten AI keinen positiven Effekt am Knochen. Es gibt 2 Typen von AI: steroidal (Exemestan) und nichtsteroidal (Anastrozol und Letrozol). Vor allem die nichtsteroidalen AI der dritten Generation besitzen ein hohes Osteoporoserisiko, bedingt durch eine ausgeprägte Senkung der Östrogenspiegel im Blut und durch eine Stimulation des Knochenumbaus. Bei prämenopausalen Frauen beträgt der Knochenverlust unter AI bis zu 12 % an der LWS und 7 % an der Hüfte, gemessen über 3 Jahre (Abb. 7.2). Die Kurzzeitgabe von **Letrozol** führte in Studien zu einer deutlichen Zunahme der Knochenresorptionsmarker. Die adjuvante Therapie mit **Anastrozol** zeigte eine deutlich höhere Frakturrate als eine Therapie mit Tamoxifen (ATAC-Studie). Der steroidale AI **Exemestan** verursacht nur einen geringen Knochenschwund (Abb. 7.2). Die intravenöse Gabe von Zoledronat hat sich in Studien zur Prävention des Knochenschwunds bei Patienten unter AI bewährt.

Fulvestrant konkurriert mit Östrogen um die Rezeptoren auf den Tumorzellen. Anders als Tamoxifen wirkt dies Substanz nicht hormonartig, sondern blockiert nur die Wirkung der natürlichen Hormone. Es wird nur bei Vorliegen von Metastasen und nach erfolgloser Behandlung mit AI eingesetzt. Voraussetzung ist wie bei allen Hormontherapien, daß die Tumorzellen weiterhin Östrogenrezeptoren aufweisen.

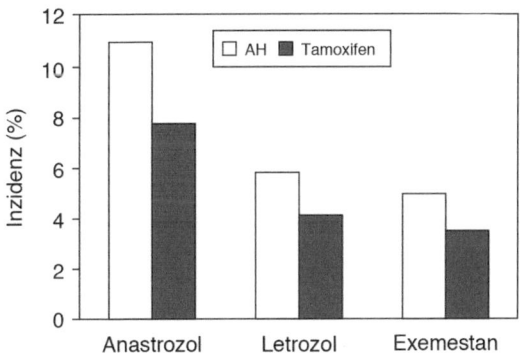

Abb. 7.2 Inzidenz von Frakturen in Therapiestudien mit Aromatasehemmern (AI). Vergleichbare Risikozunahmen (15–45 %) bei allen AI. Die Unterschiede in den absoluten Inzidenzwerten erklären sich durch die unterschiedlichen Beobachtungszeiten. Modifiziert nach E. McCloskey 2006

Die **Indikation zur Therapie** mit einer antiresorptiven Substanz liegt vor bei:

- T Score < −2,0 (DXA), oder
- T Score < −1,5 (DXA) plus klinische Risikofaktoren (z. B. FRAX® Algorithmus).

Patientinnen unter einer AI-Therapie müssen eine ausreichende Zufuhr von Vitamin D und Kalzium bekommen. Eine DXA Kontrolle ist alle 1–2 Jahre zu empfehlen. Die Normalisierung der Knochendichte ist unter einer antiresorptiven Therapie in etwa 5 Jahren zu erreichen. Bisphosphonate und Denosumab dienen auch einer Verzögerung des Auftretens von Knochenmetastasen.

Aktion „gesunder Knochen trotz Brustkrebs" 8

Patientinnen mit Brustkrebs sind mit Diagnosestellung einem hohen Osteoporoserisiko ausgesetzt. Depression, antiöstrogene Medikamente, Chemotherapie, Schmerztherapie, Strahlentherapie, Immobilität und Auftreten ossärer Metastasierung sind wichtige Risikofaktoren für Knochenschwund und jährlich mittels DXA-Messung zu kontrollieren. Zu den allgemeinen und einfachen Maßnahmen, die bei Patientinnen mit Brustkrebs die Knochenstabilität erhöhen und die Frakturrate reduzieren, zählen:

- **Zuerst der Patient, dann die Krankheit**! Diese Rangfolge ist ein eisernes Gesetz für jeden patientenorientierten Arzt! Phasen der Depression, Angst, Hoffnungslosigkeit und Verzweiflung konsequent und gemeinsam bekämpfen. Depression ist ein wichtiger Risikofaktor für Osteoporose! In Gesprächen mit nahestehenden Personen, in Selbsthilfegruppen und mit behandelnden Ärzten einen Ausweg suchen und finden. Frühzeitig professionelle Hilfe und – falls erforderlich – antidepressive Medikamente einsetzen.
- Möglichkeiten ambulanter und stationärer Rehabilitätsmaßnahmen nutzen
- **Rauchen einstellen** und übermäßigen Alkoholgenuß vermeiden
- Regelmäßige körperlicher Aktivität und Wirbelsäulengymnastik
- Koordinationstraining bei muskuloskelettaler Insuffizienz (Osteosarkopenie)
- Gezielte Sturzanamnese bei älteren Patientinnen und Behandlung von Zuständen, die mit einer erhöhten Sturzgefahr einhergehen
- Verminderung der Sturzgefährdung durch adaptierte Hilfsmittel (Gehstützen) und Beseitigung von Stolperfallen in der Wohnung
- Vermeidung von Schenkelhalsfrakturen durch Tragen eines Hüftprotektors
- Ausreichender Aufenthalt im Freien zur Sicherung des Vitamin D-Bedarfs. Ab dem 60. Lebensjahr wird eine **tägliche Zufuhr von 1000–3000 IE Vitamin D** empfohlen. Alternativ Wochenkapseln mit 20.000 IE Vitamin D.

Vitamin D-Mangel begünstigt das Wachstum von Brustkrebsmetastasen im Knochenmark!
- Zufuhr von täglich etwa 1000 mg Kalzium über kalzium- und proteinreiche Kost. Cave Hyperkalzämie, daher regelmäßige Kontrolle der Kalziumwerte im Serum
- Vermeiden von Untergewicht (BMI < 20). Andererseits ist Adipositas und postmenopausale Gewichtszunahme ein Risikofaktor für Brustkrebs.
- **Jährliche Kontrolle der Knochendichte mittels der DXA-Meßmethode** (Abb. 8.1a und b)
- Vermeidung oder individuelle **Anpassung knochenschädigender Medikamente**
- Frühzeitiger **Einsatz antiresorptiver Medikamente,** bereits vor Auftreten von Frakturen.

Bei Nachweis osteoporotischer Werte in der DXA-Messung ist eine sofortige Therapie mit Antiosteoporotika (BP oder Denosumab) indiziert, um osteoporotische Frakturen zu vermeiden. Damit ist auch nach derzeitiger Studienlage eine Reduzierung bzw. Verzögerung des Auftretens ossärer Metastasen verbunden. Mit dem neuen Sklerostin-Antikörper **Romosozumab** kann sogar die zerstörte Knochenstruktur wiederaufgebaut werden!

12 Schritte zur Bewahrung eines stabilen Knochens trotz Brustkrebs
1. Denken Sie positiv und seien Sie optimistisch und fröhlich (Abb. 8.2)!
2. Geben Sie der Depression keine Chance!
3. Vertrauen Sie Ihren Ärzten und besprechen Sie alle Ihrer Sorgen und Ängste!
4. „Gemeinsam und in Selbsthilfegruppen sind wir stark"
5. Rauchen Sie nicht!
6. Kein übermäßiger Alkoholgenuß!
7. Seien Sie körperlich und geistig aktiv!
8. Essen Sie protein- und kalziumreich!
9. Nehmen Sie regelmäßig Vitamin D ein!
10. Gehen Sie – je nach Risikoprofil – zur DXA Knochendichte-Messung!
11. Regelmäßige Blutuntersuchungen und bei Verdacht bildgebende Verfahren
12. Einsatz potenter antiresorptiver Medikamente noch vor Auftreten von Frakturen!

…**und nicht erst warten, bis der Knochen bricht!**

8 Aktion „gesunder Knochen trotz Brustkrebs"

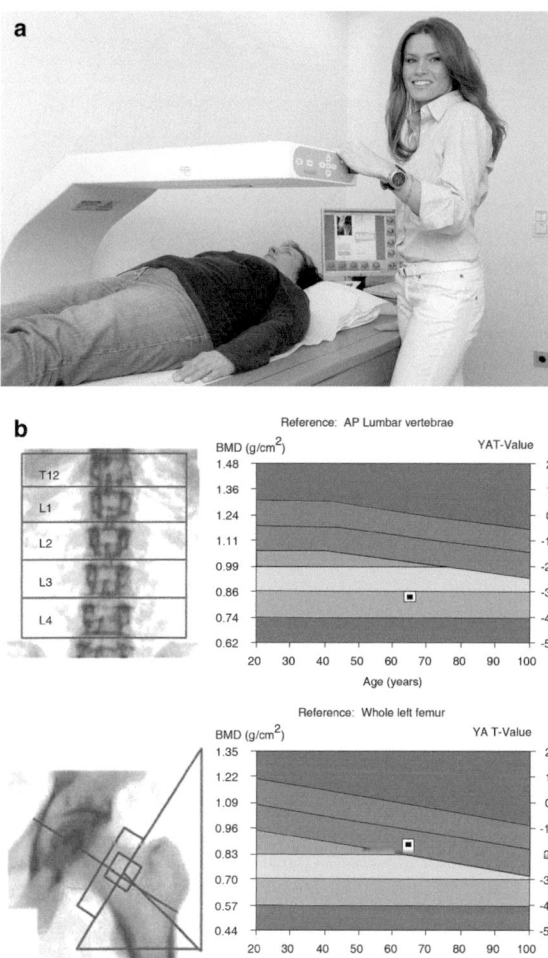

Abb. 8.1a und b Die DXA-Knochendichtemessung im Mittelpunkt der Diagnostik und des Monitoring: **a** Meine Mitarbeiterin am DXA-Gerät zur Messung der Knochendichte an LWS und Hüfte. Die Messung ist einfach, schnell, preiswert, strahlenarm und weltweit Standard. Die gesamte Diagnosestellung einer Osteoporose benötigt nur einen einzigen Termin!, **b** Beispiel eines Ausdrucks der Knochendichtemessung an LWS und Hüfte. Beachte die unterschiedlichen Dichtewerte in Abhängigkeit von der Lokalisation!

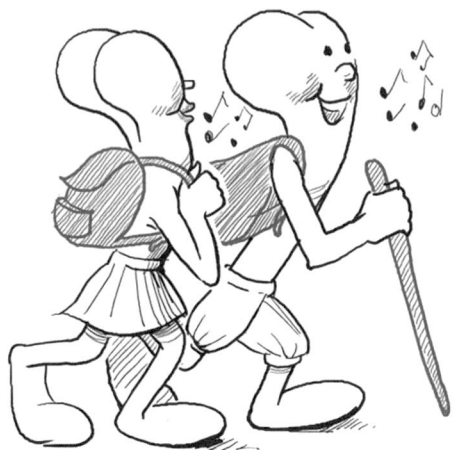

Abb. 8.2 Auch wenn Sie gesundheitliche Probleme haben – bleiben Sie aktiv und fröhlich, und seien Sie optimistisch!

Medikamentenliste und Literatur 9

9.1 Medikamentenliste

Die vorliegende Liste kann nicht vollständig sein. Für Detailfragen und bezüglich der Vollständigkeit der Medikamentenliste wird auf die „Rote Liste" verwiesen.

Denosumab

Warenzeichen (Hersteller):	**Prolia® 60 mg Injektionslösung in einer Fertigspritze (Amgen), XGEVA® 120 mg Injektionslösung (Amgen)**
Stoffgruppe:	RANKL-Antikörper
Anwendungsgebiete:	**Prolia®:** Behandlung der Osteoporose bei postmenopausalen Frauen mit erhöhtem Frakturrisiko, Behandlung von Knochenschwund im Zusammenhang mit Hormonablation bei Männern mit Prostatakarzinom und erhöhtem Frakturrisiko.
Dosierung:	60 mg Fertigspritze s. c. 1 mal alle 6 Monate
Hinweis:	Patienten müssen angemessen mit Kalzium und Vitamin D versorgt werden. Siehe Rote Hand Brief. Reversible Therapie
XGEVA®:	Prävention von skelettbezogenen Komplikationen bei Erwachsenen mit Knochenmetastasen aufgrund solider Tumoren
Dosierung:	120 mg Fertigspritze s. c. alle 4 Wochen
Hinweis:	Bei allen Patienten Ergänzung mit Kalzium und Vitamin D außer bei bestehender Hyperkalzämie.

© Der/die Autor(en), exklusiv lizenziert an Springer-Verlag GmbH, DE, ein Teil von Springer Nature 2022
R. Bartl, *Brustkrebs und Knochenprobleme,* essentials,
https://doi.org/10.1007/978-3-662-65465-1_9

Engmaschige Kalziumkontrollen im Serum wichtig! Siehe Rote Hand Brief.

Ibandronat

Warenzeichen (Hersteller):	**Bondronat® 6 mg/6 ml Konzentrat zur Herstellung einer Infusionslösung, Bondronat® 50 mg Filmtabletten (Roche), Generika**
Stoffgruppe:	Tertiäres Aminobisphosphonat
Anwendungsgebiete:	Tumorinduzierte Hyperkalzämie, Prävention skelettbezogener Ereignisse bei Patienten mit Brustkrebs und Knochenmetastasen
Dosierung:	Gesamtdosis eines Behandlungsganges zwischen 2–6 mg. Langsame i. v. Infusion in 500 ml 0,9 % Kochsalzlösung oder 500 ml 5 % Glukoselösung über 1 h (siehe Fachinformation). Studien belegen, dass 6 mg Bondronat® auch über eine verkürzte Infusionszeit von 15 Min gegeben werden kann, ohne Nachweis einer Nierenschädigung. Bondronat® kann bis zu einer Dosis von 3 mg auch langsam injiziert werden. Bei Hyperkalzämie Rehydration mit 0,9 % Kochsalzlösung vor oder während der Behandlung empfohlen. Die Filmtablette wird täglich eine halbe Stunde vor dem Frühstück eingenommen und ist bei onkologischen Indikationen vergleichbar wirksam wie das i. v.-Präparat.
Kommentar:	Bondronat® kann bis zu einem Serumkreatinin < 5 mg/dl gegeben und bis zu 2 mg auch langsam i. v. injiziert werden. Bezüglich Nebenwirkungen siehe Fachinformation und Kapitel in diesem Buch
Warenzeichen (Hersteller):	**Bonviva® 150 mg Tablette, Bonviva® 3 mg Infusionslösung (Roche/GlaxoSmithKline), Generika**
Anwendungsgebiet:	Prävention und Therapie der postmenopausalen Osteoporose
Dosierung:	Monatstablette/Injektion alle 3 Monate.

Raloxifen

Warenzeichen (Hersteller):	EVISTA® (Lilly), (Generika)
Stoffgruppe:	Selektive Östrogen-Rezeptor Modulatoren (SERMs)
Anwendungsgebiete:	Behandlung und Prävention der Osteoporose der postmenopausalen Frau
Gegenanzeige:	Venöse thrombotische Ereignisse, Lungenembolien, schwere Nierenschädigung, Endometriumkarzinom, eingeschränkte Leberfunktion
Dosierung:	1 Tablette (60 mg) täglich, unabhängig von den Mahlzeiten.

Romosozumab

Warenzeichen (Hersteller):	Evenity® 210 mg (Amgen, UCB)
Stoffgruppe:	Sklerostin-Antikörper Romosozumab
Anwendungsgebiet:	Behandlung postmenopausaler Frauen mit manifester Osteoporose
Gegenanzeigen:	Herzinfarkt oder Schlaganfall in der Anamnese, Schwangerschaft und Stillzeit
Dosierung:	210 mg s. c. monatlich, in den ersten 3 Monaten besonders stark anabol wirksam, insgesamt bis zu 1 Jahr Therapie. Reversible Therapie.

Teriparatid

Warenzeichen (Hersteller):	FORSTEO®-20 µg/80 µl, Injektionslösung in einem vorgefüllten Injektor (Lilly)
Stoffgruppe:	Parathormon-Fragment (1–34)
Anwendungsgebiete:	Manifeste Osteoporose der postmenopausalen Frau
Gegenanzeige:	Hyperkalzämie, schwere Niereninsuffizienz, metabolische Knochenkrankheiten (z. B. Hyperparathyreoidismus), ungeklärte Erhöhung der alkalischen Phosphatase, vorausgegangene Strahlentherapie des Skelettes
Dosierung:	20 µg/Tag s. c.

Zoledronat

Warenzeichen (Hersteller):	Zometa® 4 mg/5 ml Konzentrat zur Herstellung einer Infusionslösung (Novartis Pharma), Generika, Aclasta® 5 mg Infusionslösung (Novartis Pharma)
Stoffgruppe:	Zyklisches Bisphosphonat (Imidazolring)
Zusammensetzung:	Pulver und Lösungsmittel, die Aufbewahrungszeit der rekonstituierten Lösung im Kühlschrank darf 24 h nicht überschreiten
Anwendungsgebiet:	Behandlung der tumorinduzierten Hyperkalzämie. Prävention skelettbezogener Komplikationen (pathologische Frakturen, Wirbelkompressionen, Bestrahlung bzw. Operation am Knochen oder tumorinduzierte Hyperkalzämie) bei Patienten mit fortgeschrittenen, auf das Skelett ausgedehnten Tumorerkrankungen, Morbus Paget des Knochens, postmenopausale Osteoporose, Osteoporose des Mannes, Glukokortikoid-induzierte Osteoporose, Osteogenesis imperfecta
Gegenanzeige:	Schwangerschaft und Stillzeit. Niereninsuffizienz: siehe Rote Hand Brief
Dosierung, Art und Dauer der Anwendung:	4 mg Infusion in Abständen von 3–4 Wochen. Die rekonstituierte Zometa-Infusionslösung wird mit 100 ml 0,9 % Natriumchlorid- oder 5 % Glukoselösung weiterverdünnt und in einer 15-minütigen intravenösen Infusion verabreicht.
Kommentar:	Bezüglich Nebenwirkungen (insbesondere Niereninsuffizienz und Kiefernekrosen) siehe Fachinformation. Zur Vermeidung einer Nierenschädigung wird zum Zeitpunkt der Infusion reichliches Trinken und eine Alkalisierung des Urins mit Natriumbikarbonat empfohlen (Anmerkung des Autors)
Hinweis:	Bei einer GFR < 35 ml/min wird die Anwendung von Zoledronat nicht mehr empfohlen (Rote Hand Brief).

9.2 Aktuelle Literatur

Die unten aufgeführten aktuellen Bücher enthalten Überblicke über die verschiedenartigsten Aspekte der Knochenmetastasen und Osteoporose. Ausführliche Referenzlisten sind aus den Büchern zu entnehmen. Zusätzlich zu den anderen Büchern über Brustkrebs, Knochenmetastasen und Osteoporose, die hier nicht aufgeführt werden konnten, steht in der internationalen Literatur bereits eine Riesenzahl von wissenschaftlichen Artikeln über alle Aspekte dieser Krankheit zur Verfügung. Diese sind im Internet verfügbar. Es ist daher unmöglich, alle relevanten Publikationen in diesem praktisch orientierten Leitfaden zu berücksichtigen.

Bücher zum Thema „Brustkrebs und Knochenprobleme"
1. Bartl R Hrsg. Klinische Osteologie: Entstehung, Diagnostik, Prävention und Therapie aller Knochenkrankheiten. Stuttgart: Thieme 2014.
2. Bartl R, Bartl C. Das Osteoporose Manual: Biologie, Diagnostik, Prävention und Therapie. Berlin: Springer 2021
3. Bartl R, Bartl C. Bone Disorders: Biology, Diagnosis, Prevention, Therapy. Heidelberg: Springer 2017
4. Bartl R, Frisch B. Biopsy of Bone in Internal Medicine – An Atlas and Sourcebook. Boston, London, Dordrecht: Kluwer Academic Publishers 1993.
5. Bartl R, von Tresckow E, Bartl C. Bisphosphonat-Manual: Wirkungen – Indikationen – Strategien. Heidelberg: Springer 2005.
6. Bauerfeind J, Tumorzentrum München. Mammakarzinome. München: Zuckschwerdt 2021.
7. Bilezikian J, ed. Primer on the Metabolic Bone Diseases and Disorders of Mineral Metabolism. 9th. Edition. Wiley-Blackwell 2019.
8. Denaro V, Martino A, Piccioli A (Hrsg.) Management of Bone Metastases. Cham: Springer Nature 2018
9. Diel I, Bartl R (Hrsg.) Therapieoptionen bei Knochenmetastasen des metastasierten Mammakarzinoms. Basel: Karger 2006.
10. Freyschmidt J 4. Auflage. Skeletterkrankungen. Heidelberg: Springer 2015.
11. Lenzi A, Migliaccio S. (eds.) Multidisciplinary Approach to Osteoporosis. Cham: Springer 2018.
12. Kurth A, Lange U (Hrsg.) Fachwissen Osteologie. München: Elsevier 2018.
13. Lenzi A, Migliaccio S (eds.) Multidisciplinary Approach to Osteoporosis. From Assessment to Treatment. Cham: Springer 2018.
14. Miedany, Y (Editor) New Horizons in Osteoporosis Management. Cham: Springer Nature 2022.

15. Otto S (Hrsg.) Medication-related Osteonecrosis of the Jaws. Heidelberg: Springer 2015.
16. Stenzl A, Fehm T, Hofbauer L, Jakob F (Hrsg.) Knochenmetastasen: Pathophysiologie, Diagnostik und Therapie. Heidelberg: Springer 2014.

Was Sie aus diesem *essentials* mitnehmen können

- Brust- und Knochengewebe haben eine Gemeinsamkeit: sie sind in ihrem Wachstum östrogenabhängig!
- Mit dem Nachweis eines Skelettbefalls ist der Brustkrebs systemisch, er kann derzeit nicht mehr geheilt werden und signalisiert in der Regel einen langen Leidensweg der Patientin.
- Skelettmetastasen verursachen eine erhebliche Einschränkung der Lebensqualität in Form von Immobilität, Knochenschmerzen Frakturen, Querschnittssymptomatik, Hyperkalzämie und Knochenmarkversagen.
- Angst, Depression und Hoffnungslosigkeit beeinträchtigen zusätzlich den Alltag.
- Chemotherapie, Strahlentherapie und vor allem antiöstrogene Therapie (Tamoxifen, Aromatasehemmer) begünstigen zusätzlich den Knochenschwund.
- Der frühe Einsatz von Antiosteoporotika (Bisphosphonate, Denosumab, Romosozumab) können alle diese Komplikationen reduzieren bzw. verhindern – eine Chance, die die Patientin mit den behandelnden Ärzten ab Diagnosestellung „Brustkrebs" diagnostizieren muß.
- Im Kapitel „Gesunder Knochen trotz Brustkrebs" werden alle Möglichkeiten erörtert, die Häufigkeit einer Skelettmetastasierung zu reduzieren (Bisphosphonate) und die aufgezählten Knochenkomplikationen zu vermeiden.
- Es ist heute nicht mehr hinnehmbar, wegen therapeutischer Maßnahmen bei Brustkrebs eine manifeste Osteoporose mit Frakturen zu erleiden!

MIX
Papier aus verantwortungsvollen Quellen
Paper from responsible sources
FSC® C105338

If you have any concerns about our products,
you can contact us on
ProductSafety@springernature.com

In case Publisher is established outside the EU,
the EU authorized representative is:
**Springer Nature Customer Service Center GmbH
Europaplatz 3, 69115 Heidelberg, Germany**

Printed by Libri Plureos GmbH
in Hamburg, Germany